BEI GRIN MACHT SICH IHR
WISSEN BEZAHLT

AF152820

- Wir veröffentlichen Ihre Hausarbeit,
  Bachelor- und Masterarbeit

- Ihr eigenes eBook und Buch -
  weltweit in allen wichtigen Shops

- Verdienen Sie an jedem Verkauf

Jetzt bei www.GRIN.com hochladen
und kostenlos publizieren

GRIN

Anna Posyniak

Epidemiologie psychiatrischer Erkrankungen – in wieweit werden psychische Störungen in Deutschland unterversorgt?

GRIN Verlag

Bibliografische Information der Deutschen Nationalbibliothek:

Die Deutsche Bibliothek verzeichnet diese Publikation in der Deutschen National-bibliografie; detaillierte bibliografische Daten sind im Internet über http://dnb.d-nb.de/ abrufbar.

Dieses Werk sowie alle darin enthaltenen einzelnen Beiträge und Abbildungen sind urheberrechtlich geschützt. Jede Verwertung, die nicht ausdrücklich vom Urheberrechtsschutz zugelassen ist, bedarf der vorherigen Zustimmung des Verla-ges. Das gilt insbesondere für Vervielfältigungen, Bearbeitungen, Übersetzungen, Mikroverfilmungen, Auswertungen durch Datenbanken und für die Einspeicherung und Verarbeitung in elektronische Systeme. Alle Rechte, auch die des auszugsweisen Nachdrucks, der fotomechanischen Wiedergabe (einschließlich Mikrokopie) sowie der Auswertung durch Datenbanken oder ähnliche Einrichtungen, vorbehalten.

Impressum:

Copyright © 2012 GRIN Verlag GmbH
Druck und Bindung: Books on Demand GmbH, Norderstedt Germany
ISBN: 978-3-656-33980-9

Dieses Buch bei GRIN:

http://www.grin.com/de/e-book/206583/epidemiologie-psychiatrischer-erkrankun-gen-in-wieweit-werden-psychische

GRIN - Your knowledge has value

Der GRIN Verlag publiziert seit 1998 wissenschaftliche Arbeiten von Studenten, Hochschullehrern und anderen Akademikern als eBook und gedrucktes Buch. Die Verlagswebsite www.grin.com ist die ideale Plattform zur Veröffentlichung von Hausarbeiten, Abschlussarbeiten, wissenschaftlichen Aufsätzen, Dissertationen und Fachbüchern.

Besuchen Sie uns im Internet:

http://www.grin.com/

http://www.facebook.com/grincom

http://www.twitter.com/grin_com

Studentin: Anna Posyniak; MPH; I Semester

Epidemiologie psychiatrischer Erkrankungen – in wieweit werden psychische Störungen in Deutschland unterversorgt?

Inhaltsverzeichnis:

1. Einleitung

Im Jahre 1998/99 wurde bereits im Rahmen des Bundesgesundheitssurveys mit einem Zusatzsurvey „ Psychische Störungen" die erste repräsentative Studie für die deutsche Bevölkerung geliefert. Darin hatte man unter anderem eine Unterversorgung der psychischen Störungen festgestellt. Laut dieser Studie haben sich, psychische Erkrankungen in den letzten Jahren erheblich ausgebreitet. Weiterhin wurde nach den Befunden des Bundesgesundheitssurveys geschätzt, dass etwa 32,1 % der erwachsenen Bevölkerung (im Alter zwischen 18 und 65 Jahren) betroffen sind. Das entspricht der gigantischen Anzahl von 15,6 Millionen Menschen. Die Lektüre des klinisch-epidemiologischen Bundesgesundheitssurveys motivierte mich, mich mit dem folgendem Thema genauer zu befassen: „ Inwieweit werden psychische Störungen in Deutschland unterversorgt? ".

Der gerade erwähnte Mangel an qualifizierter Therapie führt nicht nur zu vermeidbaren Belastungen, Beeinträchtigungen und Leiden bei den geschätzten Millionen Menschen, sondern bedeutet auch unnötige volkswirtschaftliche Mehrkosten durch Arbeitsunfähigkeit und Fehlbehandlungen. Die World Health Organisation (WHO) zählt psychische Erkrankungen zu den Hauptgründen für eine langfristige Beeinträchtigung in der Arbeitswelt. Untersuchungen in der primärärztlichen Versorgung haben auch bewiesen, dass ein erheblicher Anteil körperlicher Beschwerden, wie etwa Schmerzen, Müdigkeit und Schwindel, medizinisch nicht erklärt werden kann. Medizinisch nicht erklärbare körperliche Symptome und Syndrome weisen aber eine hohe Assoziation mit psychischen Erkrankungen auf. Daraus folgend, gibt es eine Reihe assoziierter und schwerwiegender Begleit- und Folgeerkrankungen, die im Endeffekt zu einer erhöhten Mortalität führen. Darüber hinaus sollte die angemessene Versorgung der psychischen Störungen nicht unterschätzt werden und ihr im Rahmen der Public Health Forschung eine große Bedeutung beigemessen werden.

Die vorliegende Arbeit sollte wichtige Aspekte in der öffentlichen Gesundheitsversorgung betrachten und versuchen, anhand aufschlussreicher Ergebnisse mehrerer wissenschaftlicher, epidemiologischer Studien eine Antwort auf die Ausgangsfrage zu liefern. Zu Beginn der Arbeit wird zunächst der Begriff „ Psychische Störungen" erklärt: außerdem erläutere ich verschiedene Klassifikationen, die zur Bestimmung psychischer Erkrankungen wichtig sind. Weiterhin soll mit Hilfe des Bundesgesundheitssurveys (1998/99) der allgemeine psychische Gesundheitszustand der Bevölkerung in Deutschland beleuchtet werden. Daran anknüpfend ist interessant zu erfahren, welche Gesundheitsdeterminanten am meisten dazu beitragen, dass psychische Erkrankungen vielfach noch zu selten und zu spät erkannt und nicht ausreichend behandelt werden. Deshalb wird beleuchtet, wie sowohl soziale Benachteiligung als auch Stigmatisierung, die Versorgung der psychischen Erkrankungen beträchtlich beeinflussen. Im weiteren Schritt sollten die Aufbaustruktur und Defizite in der Versorgung der psychischen Störungen dargestellt werden. Da jeweils die stationäre als auch die ambulante Versorgung relativ weit voneinander und eigenständig arbeiten, werden die zwei Sektoren getrennt betrachtet. Die Defizite im jeweiligen Bereich sollen anhand der Ergebnisse aus epidemiologischen Studien ausgearbeitet und besprochen werden. Die intendierte Aufgabe des vorletzten Kapitels wird die Erläuterung von denkbaren Lösungskonzepten für eine Verbesserung der Versorgungssituation der psychischen Störungen sein. Im Anschluss an diese Arbeit möchte ich Rückschlüsse in Bezug auf die fundamentale Fragestellung ziehen, sowie einen kritische Reflexion auf das Thema werfen.

2. Epidemiologie psychischer Störungen

2.1. Begriffsbestimmung: Psychische Störungen und deren Klassifikation

Psychische Störungen

Unter psychischen Störungen versteht man in den Fachdisziplinen Psychiatrie, Klinische Psychologie und Psychotherapie ein sehr weites Krankheitsspektrum von über 500 einzelnen Diagnosearten. Zu den meisten bekannten psychischen Störungen gehören Depressionen, Angststörungen, Alkohol- oder Medikamentenabhängigkeit und Schizophrenie. Die betroffenen Personen werden häufig als nicht oder nur begrenzt beeinflussbar erlebt. Die Symptome können mit erheblichem Leiden einhergehen und beinhalten sogar in einem nicht unerheblichen Ausmaß ein erhöhtes Risiko, schwerkrank zu werden.

Der deutsche Psychologe Dr. Reiner Bastine hat die Definition von psychischen Störungen folgendermaßen formuliert: „ Psychische Störungen sind Beeinträchtigungen der normalen Funktionsfähigkeit des menschlichen Erlebens und Verhaltens, die sich in emotionalen, kognitiven, behavioralen, interpersonalen und/oder körperlichen Beeinträchtigungen äußern" [Bastine R. "Klinische Psychologie" , 3. ed. Vol. 1,Kohlhammer, Stuttgart,1998].

Klassifikation von psychischen Störungen – ICD-10 und DSM-IV

Die moderne Klassifikation psychischer Störungen nach ICD-10 (International Statistical Classification of Diseases and Related Health Problems) und nach DSM-IV (Diagnostic and

Statistical Manual of Mental Disorders) erlaubt eine zuverlässige und differenzierte Klassifikation und Beschreibung eines großen Spektrums von spezifischen Formen psychischer Störungen.

Die ICD-10 ist in Deutschland als Internationale statistische Klassifikation der Krankheiten und verwandter Gesundheitsprobleme bekannt und gilt als das wichtigste, weltweit anerkannte Klassifikations- und Verschlüsselungssystem von Diagnosen in der Medizin. In Deutschland werden sämtliche Ärzte verpflichtet, Diagnosen nach ICD-10 GM zu verschlüsseln.

Um anschließend einen Bezug beider Klassifikationssysteme herzustellen bzw. eine Erklärung dafür zu liefern, wie sie aufeinander aufbauen, wird kurz das untergeordnete DSM-IV Klassifikationssystem definiert, welches auf die nationale Ebene abzielt. DSM-IV als eine Ergänzungsform vom ICD-10 beinhaltet speziellere und genauere Kriterien für die Diagnosefeststellung der psychischen Erkrankungen. DSM-IV berücksichtigt im Gegensatz zu den ICD-10 auch geschlechtsspezifischen Unterschieden.

Der Professor Dr. Hans-Ulrich Wittchen hat bereits in seiner Stellungnahme zum Thema „ Bedarfsgerechte Versorgung psychischer Störungen" (2001) die moderne diagnostische Klassifikation psychischer Störungen nach ICD-10 und DSM-IV in einem Beispielmodell zusammengefasst:

- Substanzstörung (z.B. Alkohol-,Opiat-, Stimulantienabhängigkeit)
- Psychotische Störungen (z.B. Schizophrenie, Wahnstörung)
- Essstörungen (z.B. Bulimie, Anorexia nervosa)
- Schlafstörungen (z.B. Insomnien, Dys-. oder Hypersomnien)
- Angststörungen (z.B. Panik, Agora-, spezifische-, soziale Phobie)
- Somatoforme Störungen: (z.B. Hypochondrie, Somatisierungsstörung)
- Stress-/Anpassung (Post-traumatische Belastungsst. (PTSD)
- Zwangsstörungen: (z.B. Zwangsgedanken oder- handlungen)
- Körperliche Störungen, bei denen psychische Faktoren eine Rolle spielen
- Affektive Störungen (z.B. Majordepression, Dysthymie, Bipolare)

Quelle: http://www.svr-gesundheit.de/Gutachten/Gutacht01/befragung/id-nummern/004.pdf (s.7; letzter Zugang 15.12.2011)

2.2. Der Forschungsstand: Allgemeine Angaben zum psychischen Gesundheitszustand der deutschen Bevölkerung anhand des Bundesgesundheitssurveys 1998/99 und dessen Zusatzsurveys „ Psychische Störungen".

Bis vor kurzem konnten sich epidemiologische Aussagen zur Verbreitung psychischer Störungen in Deutschland nur auf sehr wenige Studien stützen. Mit dem Zusatzmodul „Psychische Störungen" des Bundes-Gesundheitssurveys, der im Jahre 1998 mittels strukturierter klinischer Interviews (CIDI) einer bevölkerungsrepräsentativen Stichprobe durchgeführt wurde, hat sich die Grundlage für die Abschätzung der Verbreitung psychischer Störungen in Deutschland verbessert.

Professor Dr. Frank Jacobi, Dr. Michael Klose und Professor Dr. Hans-Ulrich Wittchen ermittelten für Erwachsene anhand des Zusatzmoduls „Ein-Jahres-Prävalenz" für psychische Störungen (siehe Abbildung 1). „Ein-Jahres-Prävalenz" informiert uns wie viele Menschen einer bestimmten Population definierter Größe an einer bestimmten Krankheit innerhalb eines Jahres erkrankt sind. Wie auf der Abbildung zu sehen ist, betragen die Prävalenzraten unter den Frauen 37 % Die Prozentzahl ist wesentlich höher als die der Männer (25,3 %). Annähernd ein Drittel der erwachsenen Allgemeinbevölkerung hat im Laufe eines Jahres die diagnostischen Kriterien für das Vorliegen einer psychischen Störung erfüllt. Frauen sind dabei (mit Ausnahme der Suchtstörungen) insgesamt deutlich häufiger von psychischen Störungen betroffen als Männer. Über ein Drittel (39,5 %) der gesamten Personen, bei denen eine psychische Störung diagnostiziert wurde, wies mehr als eine psychische Störung auf. Bei Frauen lag der Anteil mit 43,7 % deutlich höher als bei Männern mit 30,5 %. Am häufigsten fanden sich die Diagnosen Angststörungen, Störungen durch psychotrope Substanzen (vor allem Alkoholmissbrauch bzw. -abhängigkeit), affektive Störungen (vor allem Depressionen) sowie somatoforme Störungen, d.h. körperliche Beschwerden mit häufigen Arztbesuchen, für die keine organische Ursache gefunden werden kann (Mehrfachnennungen). Geschlechtsunterschiede stellte man hinsichtlich der Angststörungen, somatoforme Störungen und affektiven Störungen fest. Frauen waren davon etwa doppelt so häufig betroffen wie Männer. Bei den Männern entdeckten die Wissenschaftler hingegen eine im Vergleich zu den Frauen erhöhte Prävalenz an Störungen Frauen waren davon etwa doppelt so häufig betroffen wie Männer. Bei den Männern entdeckten die Wissenschaftler hingegen eine im Vergleich zu den Frauen erhöhte Prävalenz an Störungen durch psychotrope Substanzen (inklusive Nikotinabhängigkeit).

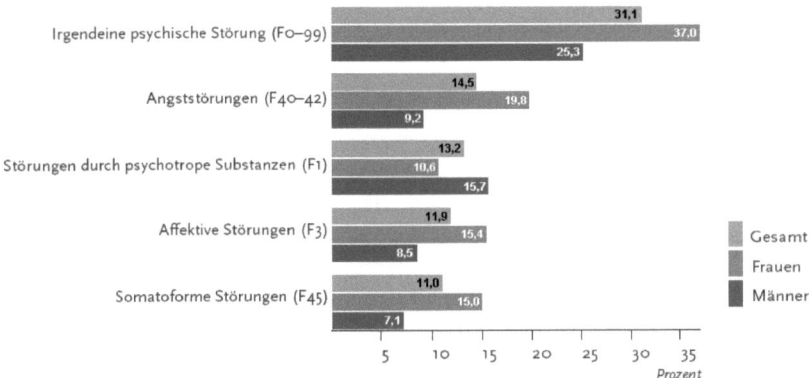

Ein-Jahres-Prävalenzen psychischer Störungen bei Erwachsenen von 18 bis 65 Jahren (eigene Analysen anhand des Zusatzmoduls »Psychische Störungen« des Bundes-Gesundheitssurveys 1998) *Aufgeführt sind die vier häufigsten Diagnosegruppen gemäß ICD-10 (Mehrfachnennungen)*

Abbildung 1: Ein-Jahres-Prävelenzen psychischer Störungen bei Erwachsenen von 18 bis 65 Jahren; N=4181; 18 bis 65- Jährige im Bundesgebiet ; 12-Monats-Prävalenzen; für ausgewählte Diagnosen nach DSM –IV; Angaben in %

Quelle: Bundes-Gesundheitssurvey 1998/99, Zusatzmodul "Psychische Störungen"

2.3. Gesundheitsdeterminanten, die die psychiatrische Versorgung nachteilig beeinflussen

2.3.1. Soziale Benachteiligung bei psychischen Erkrankungen

Soziale Benachteiligung stellt einen bedeutsamen Risikofaktor für die Entwicklung einer psychischen Störung dar. Der bekannte Zusammenhang zwischen Sozialschicht und psychischen Störungen wird hier erneut bestätigt. „Je niedriger die soziale Schicht desto höher die Prävalenz psychischer Störungen", wurde in einer repräsentativen deutschen Stichprobe im Rahmen des Bundesgesundheitssurveys (1998) von RKI bestätigt.

Im Bericht zum Thema „ Psychische Erkrankungen, Erscheinungsformen, Häufigkeit und gesundheitspolitische Bedeutung" (2007) von Dr. Franz Jacobi und Timo Harfst wird genauer über die Ergebnisse der Studie in Bezug auf die soziale Benachteiligung der Krankheitsrisiken reflektiert. Als sozial benachteiligte Schicht gilt die so genannte „ Unterschicht", welche in Deutschland ca. 8-12 % der gesamten Bevölkerung beträgt. Die Unterschicht besteht zum großen Teil aus Arbeitslosen, mit Migrationshintergrund, abhängig armen und schlecht qualifizierten Menschen, deren Kinder häufig kleiner als vergleichbare

Altersgruppe sind, wegen psychischen Stresses. Diese Studie weist eindeutig darauf hin, dass Angehörige der Unterschicht mit einer Ein-Jahres- Prävalenz von insgesamt 37 % im Vergleich zu Angehörigen der Mittelschicht (31 %) und der Oberschicht (27 %) ein deutlich höheres Risiko haben, innerhalb eines Jahres an einer psychischen Störung zu erkranken. Auch bei Kindern und Jugendlichen besteht ein starker Zusammenhang zwischen Erkrankungsrisiko und Zugehörigkeit zu einer bestimmten sozialen Schicht. Nach den Daten des Kinder- und Jugendgesundheitssurveys bestehen bei 31 % der Kinder aus der Unterschicht Hinweise auf eine psychische Auffälligkeit: im Vergleich zu 21 % der Kinder aus der Mittelschicht und 16 % aus der Oberschicht. Darüber hinaus lässt sich feststellen, dass es signifikante Unterschiede hinsichtlich der Prävalenzraten nach sozialer Schicht gibt.

2.3.2. Stigmatisierung psychischer Erkrankungen

Einer der Gründe für die zu seltene und späte Diagnose psychischer Erkrankungen scheint (wie eben erläutert) die Stigmatisierung seelischer Störungen zu sein. Diese kann dazu führen, dass Symptome verschwiegen oder verheimlicht werden und eine Behandlung somit abgelehnt wird. Stigmatisierung hindert Menschen mit psychischen Problemen daran, sich an die psychosozialen Dienste zu wenden, selbst wenn wirksame Behandlungsmöglichkeiten vorhanden sind, da subjektiv oft die Angst herrscht, abgestempelt zu werden. Viele der Menschen mit psychischen Gesundheitsproblemen können keine festen Termine in psychiatrischen Kliniken und anderen psychosozialen Einrichtungen einhalten. Dieses beunruhigende Ereignis spiegelt sich nicht nur negativ in den statistischen Auswertungen in Bezug auf eine erfolgreiche Behandlungsquote wider, sondern wirft auch ein Licht auf den gefühlten Leistungsdruck der Betroffenen, die auf qualifizierte Hilfestellung bewusst verzichten.

Bei der Bekämpfung der sozialen Ungleichheit und der Stigmatisierung spielen alle Beteiligten eine entscheidende Rolle, d.h. Patienten, Ärzte, Politiker, Arbeitsgeber und Angehörige in vielen Organisationen. Die Brandmarkung psychischer Störungen und der geringe soziale Status der Betroffenen verschärfen nur den Krankheitswert, da diese sich oft aus der Gesellschaft ausgeschlossen fühlen. Allein dadurch, dass man Beschäftigungsmöglichkeiten für Menschen mit psychischen Störungen schafft, ändern sich nicht nur die Auffassung der Öffentlichkeit, sondern auch das Selbstverständnis der Betroffenen. Es gibt gute Beispiele für solche Initiativen, wie z. B. die internationale „Fountain House" - Bewegung aus Stockholm in Schweden. Das Fountain House widmet sich der Therapie psychischer Krankheiten. Das Ziel der Bewegung ist eine endgültige Beseitigung der Stigmatisierung von psychisch Kranken. Der Erfolg hängt zum großen Teil davon ab, in wieweit erfolgreiche Partnerschaften zwischen den Mitgliedern mit psychischen Gesundheitsproblemen und den Mitarbeitern, sowie Unternehmenspartnern initiiert werden.

3.Aktuelle Versorgungslage psychischer Störungen in Deutschland

3.1. Aufbaustruktur und Defizite in der Versorgung psychischer Störungen

Für Menschen mit psychischen Störungen bestehen unterschiedliche Möglichkeiten, kompetente Hilfe in Anspruch zu nehmen. Generell unterscheidet man im Gesundheitssystem zwei Versorgungssektoren: Zum ersten stationären Sektor gehören Krankenhäuser, Kliniken, sowie Tageskliniken; zum zweiten ambulanten Bereich hingegen zählen: Praxen, Ambulanzen und Beratungsstellen. In dem vorliegenden Kapitel wird unter anderem die Aufbaustruktur der psychotherapeutischen Behandlung im ambulanten und im stationären Bereich untersucht. Um sich der Antwort auf die Fragestellung der Arbeit zu nähern, werden Ergebnisse aus wissenschaftlichen Studien über möglicherweise vorhandene Defizite im Versorgungssystem erläutert.

3.1.1. Ambulante Versorgung

Die ambulante psychiatrische Pflege richtet sich an Menschen, die eine psychiatrische Behandlung und Pflege akzeptieren. Die Freiwilligkeit ist ein besonders wichtiger Aspekt, weil die Pflegekräfte darauf angewiesen sind, dass ihnen bei ihren Besuchen die Tür geöffnet wird und die Betroffenen sich an den Interventionen beteiligen. Diese Gastrolle der Pflegekräfte führt gegenüber der stationären Behandlung, bei der das Personal das Hausrecht hat, zu einer Veränderung der Beziehungen. Die Patienten und Pflegekräfte handeln gemeinsam aus, welche Angebote geeignet sind und wie sie durchgeführt werden könnten. Die ambulante Pflege leistet damit einen wichtigen Beitrag zur Selbstbestimmung der Patienten in der psychiatrischen Versorgung.

Die zahlreiche Studien belegen leider eindeutig eine Unterversorgung in der ambulanten, psychiatrischen Versorgung und weisen auf eine Unzufriedenheit der Behandelten hin. Bezugnehmend auf die als unzureichend bewertete ambulante Versorgung der psychischen Störungen werden zunächst Ergebnisse aus zwei Studien über die am häufigsten aufgefallenen Defizite in der ambulanten Versorgung präsentiert.

Als erste Studie wird eine Umfrage von Dr. Siegfried Zepf, Dr. Ute Mengele, Dr. Annette Marx und Prof. Dr. Sebastian Hartmann vorgestellt. Die vier Experten aus dem Psychiatriebereich haben bereits in ihrer Studie zum Thema „ Zur ambulanten psychotherapeutischen Versorgungslage der Bundesrepublik Deutschland" aus dem Jahre 2001 4.900 Fragebögen der Universitätskliniken des Saarlandes an niedergelassene Psychotherapeuten in Mecklenburg-Vorpommern, Niedersachsen, Nordrhein- Westfalen und Sachsen verschickt, um einen Einblick in die psychotherapeutische Versorgungslage zu erhalten. Es wurden 1.042 Fragebögen von ärztlichen und psychologischen Psychotherapeuten in die Auswertung einbezogen. Die Ergebnisse haben eindeutig eine Unterversorgung und Unzufriedenheit in der ambulanten Versorgung bewiesen. Auf Basis der Befragung von niedergelassenen Psychotherapeutinnen und –therapeuten wurde aufgezeigt, dass Erwachsene durchschnittlich 4,6 Monate auf einen ambulanten Psychotherapieplatz warten müssen. Ein diagnostisches Erstgespräch wird im Schnitt erst nach 1,9 Monaten möglich. Versicherte der gesetzlichen Primärkassen müssen mit durchschnittlich 5,6 Monaten am längsten und Privatversicherte mit 3,2 Monaten am kürzesten auf einen Therapieplatz warten. Die Wartezeiten für eine analytische Psychotherapie sind mit durchschnittlich 5,2 Monaten länger als die für eine Verhaltenstherapie (4,5 Monate) und eine tiefenpsychologisch fundierte Psychotherapie (4,4 Monate). Die Ablehnungsquoten beweisen, dass nur etwa die Hälfte aller anfragenden Patientinnen und Patienten die erste Sitzung (erstes probatorisches Gespräch) erhält.

Die zweite Studie, aus der ich zitieren möchte, stammt aus der Region Baden-Württemberg. Die Bundespsychotherapeutenkammer (BPtK) hat bereits im vergangenen Jahr 2011 eine Umfrage unter mehr als 9.000 niedergelassenen Psychotherapeuten durchgeführt. Anhand der Ergebnisse stellte man fest, dass die durchschnittliche Wartezeit auf ein erstes Gespräch bei einem Psychotherapeuten drei Monate beträgt. Nach dieser Sitzung beginnt rund 50 Prozent der Patienten eine Therapie. Zwischen Erstgespräch und Beginn der genehmigungspflichtigen Behandlung liegen nochmals fast drei Monate. Die Behandlung beginnt also im Schnitt erst knapp sechs Monate nach der Anfrage. Den Betroffenen wird damit eine aufwendige, zeitraubende und häufig vergebliche Suche nach einem niedergelassenen Psychotherapeuten zugemutet. Sie fühlen sich verständlicherweise überfordert, wenn sie eine wochenlange Therapiesuche vor sich haben und viele Patienten geben während der wochenlangen Suche nach einem Psychotherapeuten entmutigt auf und verzichten auf eine Behandlung. Wer nicht warten kann, muss sich notfalls an ein psychiatrisches oder psychosomatisches Krankenhaus wenden, obwohl es besser wäre, erst ambulant und nur bei besonders schweren Krankheitsverläufen stationär - zu behandeln. Monatelange Wartezeiten erhöhen das Risiko, dass sich psychische Erkrankungen verschlimmern und chronifizieren. Die viel zu langen Wartezeiten schaden den Betroffenen unbestritten.

Anhand der vorliegenden Studien erscheinen zwei wichtige Indikatoren als Ursache für die Problematik der Unterversorgung im ambulanten Bereich bedeutsam, und zwar zum einen die langen Wartezeiten und zum zweiten die damit verbundene hohe Ablehnungsrate.

Zusammenfassend lässt sich kritisch sagen: „ Statt früh, ambulant und kostengünstig werden psychische Störungen spät, stationär und teuer behandelt."(Margraf 2009, 147).

3.1.2.Stationäre Versorgung

Im Fokus der stationären Versorgung steht ein vielfältiges Behandlungsangebot in professionellen und hochqualifizierten Tages-, Standardkliniken und Krankenhäusern. Das Angebot umfasst ein breites Spektrum von Therapie- und Sitzungsarten. Es werden beispielsweise Körper- und Kreativtherapie angeboten, nicht selten ergänzt durch Entspannungsverfahren, Ergotherapie, Physiotherapie für einen breiten Altersumfang. Als die häufigste Angebotsform in Deutschland dominiert Einzelpsychotherapie. Gruppenpsychotherapeutische oder paar- und familientherapeutische Leistungen werden kaum angeboten. Gruppenpsychotherapie findet fast ausschließlich im stationären Bereich statt, dort allerdings sogar zum großen Teil als Schwerpunkttherapie.

Die Bundespsychotherapeutenkammer (BPtK) hat bereits in 79 psychiatrischen und psychosomatischen Krankenhäusern in Nordrhein-Westfalen eine Studie zum Thema „ Qualitätsversorgung der psychischen Störungen im stationärem Bereich" durchgeführt. In den Krankenhäusern bekamen die Testanrufer, die Aufgabe, sich für einen depressiv erkrankten Angehörigen zu erkundigen. Die Probanden sollten zu diesem Zweck aber keine konkreten Beschreibungen eines Behandlungskonzepts oder typischen Therapieplans bekanntgeben. Die mehrheitlichen Aussagen des qualifizierten Personals waren insgesamt nicht ausreichend informierend. Erst nach detaillierten Nachfragen gaben zumindest ein Teil der Kliniken genauere Auskünfte über Art und Umfang der medikamentösen Therapie oder Psychotherapie.

Die durchgeführte Umfrage basiert auf die Checkliste der Bundespsychotherapeutenkammer für psychiatrische und psychosomatische Krankenhäuser. Der BPtK - Präsident Prof. Dr. Rainer Richter kritisierte das Erkenntnis folgendermaßen: „Die Patienten brauchen weit genauere Auskünfte von den Krankenhäusern. Psychiatrische und psychosomatische Kliniken sollten differenziertere Informationen dazu anbieten, wie sie arbeiten bzw. mit welchem Behandlungsangebot einzelne Patienten rechnen können. Die Auskünfte der Krankenhäuser ermöglichen immerhin einen persönlichen Eindruck über deren

Therapieschwerpunkte. Auf die Dauer benötigen Patienten jedoch objektive Daten über die Behandlungsangebote und letztlich auch die Behandlungsqualität bzw. -erfolge von psychiatrischen und psychosomatischen Krankenhäusern, um sich für oder gegen ein Haus entscheiden zu können." (Quelle: BPtK-Studie Unterversorgung 2011) Die Bundespsychotherapeutenkammer (BPtK) hat auf Grund der schlechten Ergebnisse der Studie bereits im Mai 2010 eine „ Checkliste für Psychiatrie und Psychosomatik" herausgegeben. Die Checkliste soll den Patienten helfen, sich für den richtigen Behandlungsort besser entscheiden zu können.

4. Lösungskonzepte für die Verbesserung der Versorgungssituation der psychischen Störungen in Deutschland

Die psychische Gesundheit der deutschen Bürger aufrecht zu halten und was man auch darunter versteht eine angemessene Versorgung der psychischen Störungen zu gewährleisten, wird heutzutage als eine Herausforderung im Versorgungssystem angesehen. Trotz umfangreichen Wissens über erfolgreiche Behandlungsmöglichkeiten und -therapie sowie über Präventionsmöglichkeiten psychischer Störungen und der Förderung des Wohlbefindens, erhalten laut vorgestellten Studien viele Betroffene nicht in ausreichendem Maß eine Behandlung bzw. fachliche Unterstützung. Deshalb sollten zukünftig gesundheitspolitische Maßnahmen ergriffen werden, um die Behandlungslücke zu reduzieren oder gar zu schließen. Die Erstellung von Lösungskonzepten für eine Verbesserung der Versorgungssituation der psychischen Störungen in Deutschland sollte darüber hinaus als eine der Prioritätsaufgaben im Rahmen des Public Health angesehen werden. Um nun an dieser Stelle einige konzeptuelle Ideen zu der Problematik vorzustellen, werden Ansätze aus der Publikation „ Psychische Gesundheit" (2005) von der Weltgesundheitsorganisation vorgestellt. Die Konzepte sollen nicht nur zur Verbesserung der Versorgungslage der psychischen Störungen führen, sondern auch der Prävention und Förderung der psychischen Gesundheit der Bevölkerung dienen. Neben den aufgelisteten, definierten Aufgaben werden ausgewählte Maßnahmen exemplarisch erwähnt, um einen praxisbezogenen Überblick zu gewinnen.

Zu den definierten Lösungskonzepten im Rahmen der Prävention und Förderung der psychischen Gesundheit laut des Ansatzes „ Psychische Gesundheit" der WHO (2005) gehören:

1) das Bewusstsein von der Bedeutung psychischen Wohlbefindens zu fördern
2) gemeinsam gegen Stigma, Diskriminierung und Ungleichheit anzugehen;
   (Beispielmassnahme: Entstigmatisierung psychischer Erkrankungen in der Bevölkerung und innerhalb der Versorgungssysteme)

3) Menschen mit psychischen Gesundheitsproblemen und ihre Angehörigen zu stärken und zu unterstützen, damit sie sich an dem Gesundungsprozess aktiv beteiligen können (Beispielmassnahme: Familieninterventionsmaßnahmen bei psychischer und körperlicher Erkrankung eines Elternteils)

4) umfassende, integrierte und effiziente psychosoziale Versorgungssysteme zu entwerfen und zu implementieren; (Beispielmassnahme: verstärkte Forschungsförderung für Diagnostik und Epidemiologie psychischer Erkrankungen im Zusammenhang mit körperlichen Erkrankungen sowie gezielte Therapieforschung)

5) die Förderung, Prävention, Behandlung und Rehabilitation, Pflege und Genesung vorsehen (Beispielmassnahme: Routinemäßiges Depressions-Screening von chronisch Kranken ; frühzeitige Einleitung gezielter Rehabilitationsmaßnahmen; frühzeitige Behandlung von Erkrankungen, die als Risiko für Depression gelten, wie Schmerzen oder Ängste; Verbreitung von Informationen und Selbsthilfestrategien übers Internet)

6) dem Bedürfnis nach kompetenten und in allen diesen Bereichen leistungsfähigen Mitarbeitenden zu entsprechen (Beispielmassnahme: Angebote für Alleinerziehende, zur flächendeckenden Unterstützung der Kinder psychisch kranker Eltern, zur Gewaltprävention für Jugendliche)

7) die Erfahrung und das Wissen der Betroffenen und Betreuenden als wichtige Grundlage für die Planung und Entwicklung von psychosozialen Diensten anzuerkennen.

Quelle: Europäische Ministerielle WHO-Konferenz ; "Psychische Gesundheit"; 2005

Anschließend wird das depressions- und suizidpräventive Programm aus Nürnberg vorgestellt, um ein Beispiel für einen bereits erfolgreich eingeführten, präventiven Ansatz zu liefern, welcher mehrere der genannten WHO' s Lösungskonzepte anspricht. Das Programm für die Senkung der Depressionserkrankungen wird auch unter dem Namen „Nürnberger Bündnis gegen Depression" bekannt. Es wurde geschätzt, dass etwa 25.000 Menschen in Nürnberg an Depressionen leiden. Auf Grund dieser schockierenden Erkenntnis haben sich Ärzte, Psychotherapeuten, Beratungsstellen, das Gesundheitsamt, das Klinikum Nürnberg Nord, die Stadt Nürnberg, die Kirchen und viele weitere Einrichtungen zu dem Bündnis zusammengeschlossen. Der Ausgangspunkt des Projektes zielt auf die Versorgungs- und Lebenssituation depressiver Menschen in Nürnberg ab. Mit Hilfe von Kinospots, Plakaten, Vorträgen, Medienberichten und Aktionstagen sollte die Problematik deutlich gemacht werden, so dass mehr Menschen die Ernsthaftigkeit und Ausbreitung der Erkrankung zur Kenntnis nehmen sollten. Zusätzlich hatte man Hausärzte, Pflegepersonal, Lehrkräfte und Berater aus medizinischen und sozialen Berufen zum Thema Depression weiterqualifiziert, und zwar mit dem Ziel, zukünftig die Erkrankung besser zu erkennen und erfolgreich behandeln zu können. Weiterhin wurden Informationsmaterialien für Patienten und deren Angehörige erstellt sowie Unterstützung bei der Gründung von Selbsthilfe- und Gruppentherapie geleistet. Auf den Erfolg musste man nicht lange warten, da die Suizidrate dank der Kampagne um ca. 25% sank und die Zahl der Selbsttötungsversuche im selben Zeitraum um über 26% zurückging. Als wichtiger Erfolgsaspekt wurde die größere Aufmerksamkeit der Berufstätigen in medizinischen Einrichtungen, Beratungsstellen, Schulen etc. betrachtet. Das positive Ergebnis der Kampagne überzeugte auch andere Gemeinden in breitem Ausmaß. Basierend auf dem Modellprojekt haben sich viele Regionen in Deutschland zusammengetan, um das Bündnis-Konzept aus Nürnberg zu übernehmen und regional zu adaptieren.

5. Fazit und kritische Reflexion

Um nun auf die fundamentale Frage der Arbeit zurückzukommen: „ Inwieweit werden psychische Störungen in Deutschland unterversorgt? ", gelange ich unter anderem aufgrund der vorgestellten Ergebnissen aus den psychiatrisch-epidemiologischen Studien zu folgendem Schluss: Der psychische Gesundheitszustand der Bevölkerung sollte als wichtig erachtet werden, da laut Bundesgesundheitssurvey etwa ein Drittel der Erwachsenen im Laufe eines Jahres unter einer psychischen Erkrankung leidet. Obwohl psychische Erkrankungen mit zahlreichen Begleit- und Folgeerkrankungen assoziieren und als häufigste Ursache bei Arbeitsausfällen gelten, erhält nur ein Teil der betroffenen Personen eine entsprechende Behandlung. Als wichtigste Ursache für die Unterversorgung psychischer Störungen wird die lange Wartezeit (durchschnittlich 3 Monate) in der ambulanten Versorgung genannt. Dieses spricht gegen einen guten Zugang zur professionellen Fachspezialisten. Auf Grund dessen verzichten viele Betroffene auf eine Behandlung, was natürlich oft den gesundheitlichen Zustand noch verschlimmert. Manche Patienten melden sich selbst direkt in einer stationären psychiatrischen Einrichtung, um die Krankheitsdiagnose schneller zu erfahren und eine entsprechende Therapie anzunehmen. Dadurch wird jedoch mehr Geld ausgegeben als nötig, da (anstatt ambulant und kostengünstig psychische Störungen zu behandeln) stationär und teuer versorgt wird. Bezug nehmend auf die vorgestellten Studien ist die Qualität der ersten Kontaktaufnahme in einer stationären, psychiatrischen Einrichtung auch fragwürdig. Die erfolgte Auskunft des Fachpersonals erwies sich oft als nicht ausreichend, lückenhaft und nicht individuell zugeschnitten. Die dargestellten Lösungskonzepte auf Basis des WHO' s Ansatzes bestätigen die Tatsache, dass sich die Gesundheitsförderung nicht nur auf das Individuum beziehen , sondern auch andere Dimensionen wie soziale Determinanten mit einschließen sollte, die von außen einen bedeutsamen Einfluss auf die psychische Gesundheit nehmen. Der präventive Ansatz des „ Nürnberger Bündnisses gegen Depression" weist auf die Komplexität der Aufgabe hin und bestätigt, dass es sich bei dieser Aufgabe um gemeinsame Forderungen an viele verschiedene gesellschaftliche Institutionen handelt. Das Nürnberger Programm liefert somit ein gutes Beispiel für ein neues Konzept zur Prävention und Förderung der psychischen Gesundheit und für die erfolgreiche Bekämpfung der Unterversorgung der psychischen Störungen im Gebiet Nürnberg. Als weiterer Rückschluss ist zu fordern, dass die allererste Aufgabe im Public Health Sektor sein sollte, schnelle- und überall zugängliche Angebote in der ambulanten Versorgung psychischer Störungen einzurichten. Die besten Lösungskonzepte reichen nicht aus, wenn der Zugang zu einer guten psychosozialen Primärversorgung aufgrund der enorm langen Wartezeit der Betroffenen erschwert wird.

Im Anschluss an die Arbeit möchte ich eine kritische Reflexion erwähnen, um eine Kritik des Themas und der aus der Literatur vorgestellten Ergebnisse vorzunehmen. Die seelischen Erkrankungen sind schon seit längst ein sensibles Thema in der Gesellschaft gewesen, da die Stigmatisierung der seelischen Erkrankungen sehr verbreitet ist. Die Versorgung derartiger Störungen verlangt wie in keinen anderen Erkrankungen eine zuverlässige Zusammenarbeit mit den Angehörigen der Betroffenen. Darüber hinaus werden bei dem Gesundungsprozess nicht nur Ärzte beteiligt, sondern auch Familienmitglieder spielen eine bedeutsame Rolle dabei. Bei der Entstehung psychischer Störungen nimmt eine Reihe von Gesundheitsdeterminanten einen Einfluss darauf, wie z. B.: Familien-, Freundeskreis, Genetik, Arbeitsbeschäftigung, tragisches Schicksal und andere soziale Komponenten. Infolgedessen ergibt sich eine komplexe Aufgabe für die Public Health, um den psychischen Gesundheitszustand der Bevölkerung zu verbessern.

Bei den vorgestellten Studien zum Thema „Versorgung psychischer Störungen in Deutschland" zeigen sich einige Defizite. Zum einen lassen die vorliegenden Daten leider keinen Schluss auf die Ursachen der Geschlechterunterschiede ziehen, dazu wären vertiefende Untersuchungen erforderlich. Zum anderen konnte man laut zahlreicher Umfragen über die Prävalenzraten schwer feststellen, ob seelische Erkrankungen zunehmen oder nur verstärkt wahrgenommen und diagnostiziert werden. Auf Grund zahlreicher Unterschiede bei sämtlichen diagnostischen Kriterien und der Sensitivität der Messinstrumente werden die Aussagen über Veränderungen in der Epidemiologie eindeutig eingeschränkt.

6. Literaturverzeichnis:

Literatur:

- Bastine R. "Klinische Psychologie" , 3. ed. Vol. 1,Kohlhammer, Stuttgart,1998
- Fischer, S., Wendel, C., Jacobi, F. (2009). Neurologische Erkrankungen und psychische Störungen: gesundheitsbezogene Lebensqualität und Kostenfaktoren. *Zeitschrift für Neuropsychologie, 20 (4)*,285-294.
- Hach, I., Ruhl, U., Klotsche, J., Klose, M., Jacobi, F. (2006), Associations between waist circumference and depressive disorders. *Journal of Affective Disorders*, 92 (2-3): 305-308.
- Henningsen Peter; " Somatoforme Störungen" ; Schattauer Verlag, 2002 ; s.221-226
- Höfler Michael ; "Statistik in der Epidemiologie psychischer Störungen" ; Springer Verlag; 2004; s. 113- 116
- Jacobi, F. (2007). Psychische Störungen bei Patienten mit körperlichen Erkrankungen in der Allgemeinbevölkerung. In: M. Härter, H. Baumeister & J. Bengel (Hrsg.), *Psychische Störungen bei körperlichen Erkrankungen*, 45-54. Berlin: Springer.
- Jacobi, F., Klose, K., Wittchen, H.-U." Psychische Störungen in der deutschen Allgemeinbevölkerung: Inanspruchnahme von Gesundheitsleistungen und Ausfalltage". Bundesgesundheitsblatt - Gesundheitsforschung – Gesundheitsschutz ; 2004;s. 736-744
- Jacobi F, Hoyer J, Wittchen H (2004) Seelische Gesundheit in Ost und West: Analysen auf der Grundlage des Bundesgesundheitssurveys. Zeitschrift für Klinische Psychologie 33 (4): 251 bis 26
- Jacobi F, Wittchen H ; Bundesgesundheitsbl -Gesundheitsforsch – Gesundheitsschutz 2001 · 44:993–1000 © Springer-Verlag 2001
- Jacobi, F., Klose, K., Wittchen, H.-U. (2004). Psychische Störungen in der deutschen Allgemeinbevölkerung: Inanspruchnahme von Gesundheitsleistungen und Ausfalltage. *Bundesgesundheitsblatt - Gesundheitsforschung - Gesundheitsschutz*, 47, 736-744.
- Kosfelder, J., Poldrack, A. & Jacobi, F. (2000). Klinisch-Psychologische Forschung: Themen und Kunden. In F. Jacobi & A. Poldrack (Hrsg.), *Klinisch-Psychologische Forschung. Ein Praxishandbuch*, 9-25. Göttingen: Hogrefe.
- Robert-Koch-Institut (Hrsg) (2004) Angststörungen. Gesundheitsberichterstattung des Bundes
- Themenheft 21

- Schanze Christian; "Psychiatrische Diagnostik und Therapie bei Menschen mit Intelligenzminderung" ; Schattauer Verlag; 2006, s.76-79
- Spießl, H. & Jacobi, F "Debatte: Nehmen psychische Störungen zu? " Psychiatrische Praxis, 2008; s. 318-320
- Üstün T, Satorius N (1995) Mental illness in General Health Care across the world. An international study. John Wiley & Sons, New York
- Wahl OF. Mental health consumers' experience of stigma. *Schizophrenia Bulletin,*
- 1999, 25: 467–478.
- Weyerer Siegfried; Bickel Horst ; "Epidemiologie psychischer Erkrankungen im höheren Lebensalter" ; W. Kohlhammer Verlag; 2004 ; s. 6- 11
- Wittchen H, Müller N, Pfister H et al. (2001) GAD-P-Studie. Bundesweite Studie "Generalisierte Angst und Depression im primärärztlichen Bereich". MMW Fortschr Med 119 (Sonderheft 1): 1 bis 49
- Wittchen, H.-U. & Jacobi, F. (2006). Psychische Störungen in Deutschland und der EU - Größenordnung und Belastung. *Verhaltenstherapie & Psychosoziale Praxis, 38 (1),* 189-192.
- Zepf S, Mengele U, Marx A (2001) Zur ambulanten psychotherapeutischen Versorgungslage in der Bundesrepublik Deutschland. Psychosozial-Verlag, Gießen

Onlinequellen:

- http://www.rki.de/cln_151/nn_199850/DE/Content/GBE/Gesundheitsberichterstattung/ GBEDownloadsT/depression,templateId=raw,property=publicationFile.pdf/depression .pdf (letzter Zugang 23.11.2011)
- https://lms.fuberlin.de/@@/CDA4E1319A0CC10AFB939A367A754899/courses/1/CU B_PG_BSPH_GG/content/_1275730_1/Wittchen%20%20Jacobi%202001.pdf (letzter Zugang 29.11.2011)
- https://lms.fuberlin.de/@@/CDA4E1319A0CC10AFB939A367A754899/courses/1/CU B_PG_BSPH_GG/content/_1275731_1/MPH%20Psychiatrische%20St%C3%B6rung en_19%2001%202011.pdf (letzter Zugang 18.11.2011)
- http://www.forum-gesundheitspolitik.de/artikel/artikel.pl?rubrikartikel=6051 (letzter Zugang 13.11.2011)
- http://www.awmf.org/fileadmin/user_upload/Service/Presse/Presse_Seminar_2004/ps -2004-gaebel.pdf (letzter Zugang 23.11.2011)
- http://www.svr-gesundheit.de/Gutachten/Gutacht01/befragung/id-nummern/004.pdf (letzter Zugang 29.11.2011

- http://www.depression-guide.com/lang/de/psychiatric-disorder.htm (letzter Zugang 23.11.2011)
- http://translate.google.de/translate?hl=de&langpair=en%7Cde&u=http://www.mentalh ealth.com/fr20.html (letzter Zugang 23.11.2011)
- http://www.empad-project.eu/germany/partners_sa.html (letzter Zugang 18.12.2011)
- http://www.kup.at/kup/pdf/7976.pdf (letzter Zugang 18.12.2011)
- http://www.psychologie.tu-dresden.de/i2/klinische/studium/ws0809/mauz-jacobi-kohorten-2008.pdf (letzter Zugang 18.12.2011)
- http://www.lpk-bw.de/archiv/news2011/110629_bptk-studie_unterversorgung.html (letzter Zugang 12.12.2011)

Abbildungen:

- **Abbildung 1:** http://www.gbe-bund.de/gbe10/abrechnung.prc_abr_test_logon?p_uid=&p_aid=&p_knoten=FID&p_s prache=D&p_suchstring=11616